NOTICE HISTORIQUE

SUR

les Quinze-Vingts

Par

Ernest VAUGHAN

Directeur de l'Hospice national des Quinze-Vingts.

MELUN

IMPRIMERIE ADMINISTRATIVE

—

1909

NOTICE HISTORIQUE

LES QUINZE-VINGTS

HOSPICE

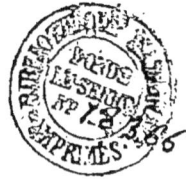

A son retour de la Croisade vers 1254, Louis IX fut touché de la situation des pauvres Aveugles de Paris. Ces malheureux, formés en corporation, comme c'était alors l'universel usage, tenaient leurs assises, exposés à toutes les intempéries, dans les bois avoisinant la butte Saint-Roch.

. Le Roi acheta pour eux, tout auprès du siège de leurs réunions, un vaste terrain dépendant de la censive de l'Évêque et situé hors des murs, entre les Tuileries et la tour du Louvre, en un lieu appelé *Champourri* parce qu'on y déversait toutes les ordures de la cité médiévale, qu'on y pendait, estrapadait, ébouillantait les malfaiteurs, qu'on y vendait les porcs, qu'on y équarrissait les chevaux, etc.

Eudes DE MONTREUIL, Architecte du Roi, construisit sur ce domaine les quatre corps de bâtiment, dont l'un était une chapelle dédiée à saint Rémy, qui constituèrent ce que l'on appela la Grande Maison ou l'Hôtel des Aveugles.

La charte constitutive de la fondation a été perdue. Elle est rappelée dans des lettres patentes, datées de mars 1269, à

Melun, qui fixent à 300 le nombre des Aveugles admis à
la fraternité et chargent l'Aumônier du Roi et les Aumôniers,
ses successeurs, de la surveillance de l'Établissement et du
recrutement de ses membres. Elles allouent à ceux-ci pour
« l'œuvre du potage » une rente annuelle et perpétuelle de
30 livres parisis.

Les Quinze-Vingts — ce nom devint bientôt synonyme
d'Aveugles — étaient appelés frères et sœurs et juraient de
vivre et de mourir dans la religion catholique, apostolique et
romaine ; mais ils ne prononçaient pas de vœux de pauvreté,
de chasteté, d'obéissance. Leur groupement n'avait donc
rien de monacal. Ils avaient la faculté de posséder le produit
de leur épargne, de se marier, d'avoir des enfants et de les
élever, de sortir de la Maison quand bon leur semblait. Ce
caractère si élevé de solidarité humaine et d'assistance fami-
liale s'est perpétué jusqu'à nos jours.

Les pauvres Aveugles ne trouvaient à l'Enclos de saint
Louis que l'abri et une nourriture insuffisante ; la charité
publique pourvoyait au reste.

Ils avaient le droit exclusif de quêter à l'intérieur des églises
et de placer des troncs dans tous les établissements religieux
du Royaume.

Le vêtement leur fut donné en 1330 par PHILIPPE LE BEL.
Le costume des hommes était de drap bleu clair (pers) avec,
sur la poitrine, une fleur de lys en métal — argent ou cuivre
— qui les signalait comme pauvres du Roi. Dans la suite
l'argent, jugé trop luxueux, fut proscrit par le Chapitre. Les
femmes étaient vêtues d'une robe longue et d'un tablier à
bavette. Elles portaient aussi la fleur de lys.

Les Papes, les Cardinaux, les Évêques accordèrent des
indulgences spéciales aux bienfaiteurs de l'Enclos et de son
église. Les Archives des Quinze-Vingts renferment quantité
de bulles et de mandements confirmant, étendant, renouve-
lant ces faveurs spirituelles.

L'Enclos fut proclamé lieu d'asile. On y louait des boutiques et des ateliers à des artisans, qui, ne jouissant pas de la maîtrise, y trouvaient la faculté de produire et de vendre.

Les Quinze-Vingts bénéficièrent, à toutes les époques, d'immunités particulières. Ils étaient exempts de tailles, d'impôts et de subsides. Ils s'approvisionnaient de sel au grenier public en n'acquittant que le droit de marchand ; entraient leur bois en franchise ; ne payaient rien pour l'enlèvement des boues, etc.

Ils élisaient eux-mêmes un Économe ou « Ministre » et quatre Jurés dont deux voyants appelés « Capitulans ». Le Roi nommait le « Maître » et le Chapelain. L'Aumônier et le Sous-Aumônier du Roi présidaient les séances hebdomadaires du Chapitre, où se réglaient les affaires de la Maison, et auxquelles tous les frères et sœurs avaient le droit d'assister.

Des donations, parfois considérables, accrurent sans cesse, le domaine et les revenus des pauvres Aveugles.

Une des premières, 1275, est de Pierre Sarrazin, Valet de chambre de saint Louis, qui constitue à l'Hospice une rente de 6 livres parisis.

En 1309, un nommé Yvon lègue 50 sols parisis de rente, plus une maison et ses dépendances.

En 1316, Jean Langlois suit cet exemple et donne aussi une maison.

En 1342, Pierre Desessarts lègue une « coulture » de 42 arpents.

En 1416, Nicolas Flamel, dont les Archives possèdent le testament autographe, fait don de 47 sous de rente mensuelle, etc., etc.

L'énumération complète serait fastidieuse ; mais j'appellerai l'attention sur une donation bien modeste faite, en 1584, par Messire Quentin Courtin, en son vivant Chantre Chanoine à la Sainte-Chapelle de Vincennes, d'un marais sis au *Val Laronneux* et qui rapportait un loyer de 4 écus un tiers.

Ce marais fut, durant deux siècles, affermé à des prix toujours modiques, mais néanmoins de plus en plus élevés.

En 1698, Jean Saulnier en donnait 45 livres. Il resta une centaine d'années dans sa famille et en 1789 avait atteint le prix de 120 livres.

Une rue ayant été percée tout auprès, augmenta sa valeur locative, et nous le voyons, en 1806, rapportant 1.500 francs l'an; 4.000 francs en 1832; 38.000 francs en 1860; 72.000 en 1871; enfin 102.000 francs à l'heure actuelle! La rue percée à la fin de l'avant-dernier siècle était la rue Richer et sur le *Val Laronneux* s'élèvent aujourd'hui les Folies-Bergère. Le bon Chanoine a bien mérité des pauvres Aveugles.

Les Quinze-Vingts ont reçu nombre d'autres legs, en reçoivent encore et en recevront toujours.

Sous François Ier l'Institut de saint Louis était tombé dans un état lamentable. Le produit des quêtes s'était ralenti. Le nombre des frères et sœurs, représentés comme mourant de faim, n'était plus que de 30! L'administration était défectueuse. Plusieurs des maisons domaniales avaient été saccagées pendant les guerres civiles, les autres tombaient en ruine, faute d'entretien. Les Aveugles avaient coutume de dire qu'il valait mieux nourrir les pierres vivantes que les mortes. — ce qui n'est pas toujours vrai. Il faut, en tout, une juste mesure. Les rentes se trouvaient réduites à presque rien par suite de la dépréciation du numéraire. Un remède énergique était urgent. Le Roi le comprit et, en 1521, chargea son Grand Aumônier, Philippe de Moulins, de rétablir l'ordre et de donner à l'Hospice de nouveaux statuts.

Certaines clauses de ces statuts figurent encore à la fin du Règlement de 1834. Les affaires de la Communauté se rétablirent peu à peu et le nombre des frères et sœurs put être ramené à 300.

Les statuts primitifs de saint Louis, plutôt traditionnels qu'écrits, avaient été codifiés pour la première fois par l'Aumônier du Roi Jean, Michel de Branche.

L'église de Saint-Remy, dès sa fondation, fut en grande faveur auprès des fidèles et elle prit de siècle en siècle une importance de plus en plus considérable. Elle contenait neuf chapelles desservies par autant de Chapelains, nommés jusqu'à François Ier par le Trésorier de la Sainte-Chapelle, et depuis, par le Grand Aumônier. On leur adjoignit, pour les remplacer en cas d'absence, des prêtres auxiliaires sous le titre de « Chapelains Onéraires ». Il y avait encore un Chefcier faisant fonction de Curé, des Vicaires, un Diacre, un Sous-Diacre, un Sacristain, une Maîtrise, etc. L'autorité spirituelle du Grand Aumônier, souvent contestée par l'Évêque, se maintint jusqu'à la Révolution.

Au commencement du XVIIIe siècle, Paris avait, depuis longtemps, forcé l'enceinte de Philippe-Auguste et le quartier des Quinze-Vingts était devenu l'un des plus riches et des mieux fréquentés de la Capitale. L'église s'en ressentait. « Il s'y réunissait, dit Mercier, dans son *Tableau de Paris*, les agents de change, les commis de finances, superbes comme des paons; ils étincelaient d'or, de rubis, de diamants; il ne leur manquait que des diadèmes. »

En 1729, la loueuse de chaises payait à l'Hospice une redevance de 4.200 livres qui fut portée à 7.000 livres en 1767. Le Chapitre adjugeait en outre, de gré à gré ou aux enchères, des bancs aux particuliers. Certains de ces bancs atteignirent le prix de 110 livres, tel celui d'André Félibien, Historiographe du Roi et Administrateur des Quinze-Vingts.

Les revenus, en résumé, si l'on y ajoute le produit des quêtes, les « revenant-bon » des enterrements, étaient grands. L'église cependant tombait en ruines et les Quinze-Vingts mendiaient toujours.

Cette prospérité, à tout le moins apparente, excita une première fois la convoitise du Trésor public — constamment à sec — en 1751. On forma le projet de vendre la Maison des Aveugles et d'en consacrer le prix à la création d'une École Militaire dans l'Ile des Cygnes. Les Quinze-Vingts, disait-on pour justifier cette tentative de spoliation, avaient été fondés pour 300 Chevaliers aveuglés par les Sarrazins et revenus avec saint Louis en France. Ils étaient donc plutôt la propriété de gentilshommes que de prolétaires indigents. La fausseté de cette légende fut aisément démontrée. Son point de départ se trouve dans une requête de Jean DE L'AIGLE, Maître des Quinze-Vingts, à Sixte IV. Il y est dit que la Maison avait été créée « en souvenir » de 300 Croisés à qui les Sarrazins auraient crevé les yeux, mais non « pour » eux. Saint Louis d'ailleurs n'avait ramené, en tout, que 100 de ses compagnons d'armes, — tous voyant bien.

On abandonna l'idée. « Elle eût, dit M. d'ARGENSON, déplu à tout le peuple de Paris. »

Malheureusement elle fut reprise en 1779 — cette fois, soi-disant pour le plus grand bien des Aveugles — par le Cardinal Louis DE ROHAN, qui n'avait en réalité d'autre but que de se procurer de l'argent pour ses plaisirs, aussi peu orthodoxes que possible, par n'importe quels moyens.

Le Grand Aumônier trouva, pour acheter l'Enclos, une sorte de bande noire étiquetée : « Société SÉGUIN et Cie » dans les opérations de laquelle il était, sous le nom de PRIEUR, une de ses créatures, intéressé pour un dixième. La Société SÉGUIN offrait six millions de livres. Ce chiffre, il faut le croire, hypnotisa NECKER qui, malgré ses nombreuses réformes et ses emprunts successifs, ne parvenait pas à équilibrer les finances. Il donna son adhésion au projet, à la condition que cinq millions fussent versés dans ses caisses, moyennant une rente perpétuelle et irréductible de 250.000 francs, gagée sur les fermes royales et octrois de Paris. Louis XVI, bien qu'éprouvant pour le Cardinal « de la répugnance » — le mot rapporté par l'abbé GEORGEL est de lui, — l'autorisa à faire ce qu'il voulait, en dépit des protestations sans nombre qui s'élevèrent et trouvèrent un écho au sein même du Parlement. Le Parlement fut prié de se taire.

Louis de ROHAN s'était, au préalable, fait remettre un pot-de-vin de plus de 300.000 livres. Cela fut prouvé dans la suite.

« L'Enclos des Quinze-Vingts, dit l'abbé GEORGEL, bien placé pour en témoigner, formait au milieu de Paris, un monument remarquable par la multiplicité et la beauté de ses édifices. »

Les Archives de l'Hospice conservent une maquette en relief de ce qu'était — ou du moins de ce qu'eût été un peu plus tard — l'Enclos, au moment de sa vente et de sa démolition. A cette époque, il restait encore à reconstruire les maisons et boutiques donnant sur les rues Saint-Nicaise, Saint-Honoré et Saint-Thomas du Louvre. Tout le reste, moins l'église, était terminé. On trouvait là des logements pour plus de cinq mille personnes payant loyer. En ce qui concerne l'église, il existait dans les caisses de l'établissement une somme de 400.000 livres provenant des loteries de piété et destinée à sa réfection. Successivement réparée sous le roi JEAN et sous FRANÇOIS Ier, elle tombait en ruines. C'est en 1745 que le Chapitre avait décidé la transformation générale des vieux bâtiments et, en 1779, moment où le Cardinal les livra à la pioche des démolisseurs, il en avait été réédifié pour une somme de cinq millions de livres fournie, en majeure partie, par la loterie de Saint-Sulpice. L'ensemble venait d'être évalué sept millions !

Il est malaisé de se rendre un compte exact des revenus des Quinze-Vingts avant leur transfèrement rue de Charenton. Il y avait deux comptables; l'un encaissait les loyers, les rentes, etc., payait les frais d'entretien du domaine extérieur: maisons et fermes; l'autre encaissait les loyers tirés de l'Enclos, les sommes rapportées par l'église, le produit des ventes et héritages, etc. et payait aux frères et sœurs, au clergé, au personnel et aux fournisseurs ce qui leur était dû. Ce dernier inscrivait recettes et dépenses sur un Semainier qu'il présentait et faisait approuver à chaque séance du Chapitre hebdomadaire. Il ne fournissait pas de compte général annuel. L'autre rendait son compte une fois par an, le Chapitre l'examinait peu ou prou et l'acceptait. Pas d'autre contrôle.

Le total des revenus apparents et avoués — non compris le produit des quêtes dans les églises, qui devait d'ailleurs, être peu élevé — fut en 1778 de 200.147 livres. Le Cardinal prétendait que grâce à sa combinaison, ces revenus allaient se trouver majorés de 50.000 écus; c'est-à-dire de la totalité de la rente due par l'État. Il fallut déchanter. Si l'on toucha d'une part, en plus.................... 250.000 liv.

on reçut, d'autre part, en moins :

Loyer de l'intérieur de l'enclos	71.867	
Loyer des maisons des rues Saint-Honoré, Saint-Nicaise et Saint-Thomas du Louvre.....	79.609	159.033
Produit de l'église........	6.255	
Recettes diverses.........	1.302	

DIFFÉRENCE...... 90.967 liv.

Soit 18.000 écus au lieu des 50.000 annoncés. Une Éminence peut se tromper de cela. Et ces 18.000 écus eussent été récupérés et au delà, une fois le plan complet de la reconstruction réalisé. Et les comptes des recettes étaient singulièrement sujets à caution !

Si l'on considère, en outre, que le fallacieux programme de Louis DE ROHAN comportait la suppression des troncs dans les Établissements religieux du Royaume, des quêtes dans les églises de Paris, de la mendicité personnelle des frères et sœurs, on se demandera ce qu'il pouvait bien rester des pauvres 18.000 écus de recette supplémentaire.

On perdait donc plutôt qu'on ne gagnait, dans le présent, à l'opération, et si l'on eût eu quelque souci de l'avenir et que l'on eût agi pour l'Enclos de saint Louis comme pour le *Val Laronneux*, la fortune des Quinze-Vingts, triplée peut-être, les mettrait à même de secourir efficacement tous les Aveugles indigents de France.

Le 18 Janvier 1780, le Cardinal DE ROHAN acheta, par

devant notaires l'Hôtel de la deuxième Compagnie de Mousquetaires licenciée par raison d'économie, au prix de
450.000 livres que l'acquéreur s'engageait à verser entre les
mains du garde du Trésor Royal. C'est l'Hospice national
actuel.

Sauf une maison à quatre étages construite en 1903, à
gauche du pavillon d'entrée, l'ensemble de l'Hôtel n'a pas
changé depuis sa construction en 1698.

Construit par MANSART, il est digne de l'Architecte du
Roi, avec son bâtiment central, accompagné de deux grandes
ailes rentrantes, qui enferment un beau jardin où en été les
Aveugles trouvent, à l'abri des dangers de la rue, un air
rafraîchi et une promenade agréable et où ils sont, chaque
semaine, égayés par l'harmonie — qu'ils goûtent beaucoup
— d'une musique militaire.

L'allocation quotidienne des frères et sœurs fut portée à
20 sous pour les célibataires, à 26 sous pour les Aveugles
mariés à des étrangers, à 36 sous pour les Aveugles mariés
entre eux, et à 2 sous pour les enfants d'Aveugles au-dessous
de 16 ans.

D'autres innovations, dont la plupart restèrent lettre morte,
furent encore annoncées.

Le Grand Aumônier fut dépossédé de toutes ses charges
en 1786, après la scandaleuse affaire du Collier. Les Aveugles
respirèrent, mais le mal était fait.

La Maison des Aveugles avait son cimetière dans lequel on
enterrait, non seulement les frères et sœurs et les habitants
de l'Enclos, mais aussi des particuliers, bienfaiteurs de l'Établissement à un titre quelconque. Beaucoup de ceux-ci,
personnages marquants étaient même enterrés dans l'église,
suivant les anciens usages. Quand les Quinze-Vingts furent
transférés rue de Charenton, on plaça, dans la crypte de la
chapelle, des Mousquetaires, les ossements et les cercueils et,
provisoirement, les inscriptions et monuments funéraires que
l'on se proposait d'exposer plus tard à la vue des fidèles.

Mais les événements se précipitèrent : luttes intestines, changement de personnel, procès avec les acquéreurs de l'ancien Enclos, affaire du Collier, 1789.... On n'eut guère le loisir de songer aux pauvres pierres tombales ; leur souvenir lui-même se perdit et c'est cent quinze ans plus tard que le hasard me les fit découvrir au cours des travaux entrepris pour l'installation du Tout à l'Égout. Elles figurent maintenant dans une des pièces des nouvelles Archives. On y remarque le monument du Cardinal Pierre DE GONDI, Évêque de Paris, Grand Aumônier de Catherine DE MÉDICIS, confesseur de CHARLES IX, etc.

La Révolution délia les frères et sœurs de leur serment de vivre et de mourir dans la religion catholique, apostolique et romaine, remplaça les Chapelains orthodoxes par des prêtres assermentés, mais reconnut et respecta le droit des Aveugles. Le paiement de la rente de 250.000 livres fut cependant suspendu : l'État subvenait au fur et à mesure aux besoins de la Maison. Les frères avaient, en forte majorité, acclamé les principes de 89. Les agissements de leurs Directeurs ecclésiastiques ou monarchiques les avaient peut-être désaffectionnés du trône et de l'autel. Le 19 ventôse an III, ils plantaient au milieu de leur cour un arbre de la Liberté au pied duquel tout le personnel de la Maison venait solennellement prêter le serment civique.

En 1796, un arrêté du Directoire exécutif mit les Quinze-Vingts sous la dépendance du Ministère de l'Intérieur, et la dépense nécessitée par leur entretien à la charge du Trésor public. L'administration fut confiée à un Agent général, sous les ordres directs du Ministre. Le 7 Octobre 1800, les Quinze-Vingts et l'Institut des Sourds-Muets furent placés sous la même surveillance. L'Institution des Jeunes-Aveugles fondée par Valentin HAUY était désemparée et menaçait de disparaître ; le Premier Consul la rattacha à la fondation de saint Louis, mais bientôt chaque établissement reprit son autonomie et, dès lors, ne la perdit plus.

Un fait marquant dans les annales de la Maison des Aveugles fut la visite de Pie VII, le 18 Février 1805. Le Pape était accompagné de sept Cardinaux, d'Évêques et de divers grands personnages.

A la Restauration, la Grande Aumônerie rétablie reprit la tutelle des Quinze-Vingts et la rente de 250.000 francs fut régulièrement payée. La Chapelle de l'Hospice, fermée depuis 1793, fut rouverte par ordonnance du 16 Décembre 1818 avec un Chefcier, deux Chapelains, deux Chantres et le personnel nécessaire à l'exercice du culte.

Le gouvernement de Juillet 1830 ayant supprimé la Grande Aumônerie, l'Hospice royal fut replacé dans les attributions du Ministère de l'Intérieur « et administré par une Commission gratuite composée de cinq membres et ayant sous ses ordres un Directeur et un Trésorier » c'est ce que dit du moins l'Ordonnance du 31 Août, mais ces cinq membres de bonne volonté ne s'étant pas trouvés, le Ministre les remplaça par un Commissaire unique, M. Cochin.

C'est à ce moment que prit naissance un conflit d'attributions des plus vifs entre l'Abbé Prompsault, Chapelain, défendant les prérogatives séculaires du clergé spécial de la maison et le curé de la paroisse de Saint-Antoine, soutenu par l'archevêché, qui prétendait avoir seul la jouissance — et le produit — de la Chapelle. Cette Chapelle était louée, à la paroisse qui ne possédait pas d'église, depuis 1801 ; cette location dura jusqu'en 1903. A cette époque, le loyer était de 15.631 fr. 25, charges diverses et impositions comprises.

L'Abbé Prompsault, très intelligent et d'une nature essentiellement combative, lutta, sans faiblir, des années durant et finit par obtenir gain de cause. La Chapelle resta église paroissiale pour le commun des fidèles, qui entraient par la rue de Charenton, et chapelle particulière pour le personnel hospitalisé et administratif de l'Hospice, qui y accédait par les couloirs du pavillon central, et avait des tribunes réservées.

L'administration autocratique de M. Cochin ne fut pas

heureuse. La rente de 250.000 francs avait été réduite à 210.000 et, en 1831, le comte DE RAMBUTEAU, rapporteur du budget de l'Intérieur, déclarant l'institution mal conçue et mal organisée, en demandait aux Chambres la suppression pure et simple.

L'Abbé PROMPSAULT, à qui les Aveugles doivent de la reconnaissance, après avoir essayé vainement d'intéresser à leur cause CHATEAUBRIAND et d'autres sommités littéraires et politiques, se fit leur avocat bénévole et, dans un éloquent mémoire, rétorqua les arguties du Préfet de la Seine dont, finalement, le projet fut repoussé.

La rente de 250.000 francs fut définitivement rétablie en 1849 ; il ne lui reste plus qu'à être inscrite — comme le droit strict l'exige — à la Dette publique.

Aux diverses époques des guerres civiles ou étrangères l'Hospice servait d'ambulance. Aux journées de Juin on y amena Mgr. AFFRE blessé grièvement par une balle, qui certainement ne venait pas des insurgés, puisqu'elle avait frappé le prélat par derrière alors qu'il parlementait avec eux. Il reçut aux Quinze-Vingts les premiers soins et fut transporté à l'Archevêché où il mourut.

Un décret du 22 Juin 1854 mit l'Hospice Impérial sous le patronage de l'Impératrice, par qui les nominations à l'internat furent faites sur les propositions du Ministre de l'Intérieur.

Un arrêté ministériel du 2 Décembre 1867 supprima le vêtement d'uniforme, qui avait été rétabli, au grand mécontentement des Aveugles, en 1815, et accorda, en compensation, une allocation quotidienne de 10 centimes. Le pain, distribué en nature jusqu'en 1904, fut remplacé le 11 Juillet par un subside de 20 centimes, porté à 25 centimes pour les Aveugles ayant plus de deux enfants.

L'Édit royal de 1783 avait fixé à 300 la quantité des pensions externes à faire aux pauvres Aveugles des provinces ; mais elles cessèrent d'être servies dès que la rente de

250.000 francs ne fut plus payée en totalité et, en 1814, il n'en subsistait plus une seule. On les rétablit en 1815 en même temps que la redevance de l'État. En 1830, il y en avait 350. Ce nombre monta successivement jusqu'à 3.000, grâce aux revenus toujours accrus de l'Hospice et à des subventions spéciales, votées par les Chambres, s'élevant à 125.000 francs et qui viennent d'être supprimées en raison de la mise en vigueur de la Loi d'assistance obligatoire. Mais, comme il serait injuste et cruel d'infliger une perte quelconque aux bénéficiaires actuels, il a été décidé que l'on accorderait des secours facultatifs à ceux d'entre eux dont l'allocation municipale serait inférieure à la pension des Quinze-Vingts et en proportion exacte de la différence existant entre les deux sommes.

Les pensionnaires internes jouissent d'un logement en rapport, autant que possible, avec le nombre des membres de leur famille. Ils reçoivent, en outre, une allocation quotidienne de 1 fr. 60 et une autre de 0 fr. 20 centimes pour le pain. Les femmes d'Aveugles touchent 0 fr. 40 centimes quel que soit leur âge, et les enfants 0 fr. 25 centimes jusqu'à 14 ans. Les maris d'Aveugles n'ont droit aux 0 fr. 40 centimes qu'à partir de 60 ans, à moins d'infirmités graves. Il est alloué aux veuves un secours quotidien de 0 fr. 50 centimes. Leur hospitalisation n'étant pas obligatoire, il leur est réservé 25 chambres et l'on ne pourrait en loger un plus grand nombre; mais il est bien rare que ce nombre soit dépassé. Les veufs ne touchent l'allocation de 50 centimes qu'à partir de 70 ans. Les Aveugles trop âgés ou trop malades pour continuer à vivre seuls, sont reçus à l'Infirmerie à titre définitif et trouvent là une nourriture appropriée à leur état de santé et tous les soins désirables. Rappelons à ce propos que, par suite de l'organisation même de l'Hospice, les Quinze-Vingts n'eurent pas besoin, jusqu'à la Révolution, d'avoir recours à des soins étrangers — religieux ou mercenaires — pour l'entretien ou la guérison de leurs malades.

A côté des frères Aveugles on admettait, dans une proportion déterminée par les Statuts, un certain nombre de frères
et sœurs voyants qui, en échange de la fraternité et des béné-
fices qu'elle leur procurait, se vouaient tout entiers au service
des Aveugles.

Les frères voyants furent supprimés à la Révolution.
A la Restauration, le service hospitalier fut confié aux sœurs
de Sainte-Marthe. Elles furent remplacées en 1858 par les
sœurs de Nevers puis en 1878, par les sœurs de Saint-
Vincent de Paul, qui restèrent jusqu'à la laïcisation des
services hospitaliers en 1903. Depuis cette date le soin des
malades est confié à des infirmières diplômées, comme dans
les hôpitaux de Paris. Elles sont dirigées par la Surveillante
générale ainsi que l'étaient les religieuses par leur supérieure.

Un médecin en chef, actuellement M. le Docteur Binet,
donne, chaque jour, des consultations gratuites aux habitants
de l'Hospice, auxquels, en outre, la pharmacie délivre les
médicaments ordonnés.

Les mariages entre Aveugles ou entre Aveugles et clair-
voyants sont soumis par la Commission consultative, sur la
proposition du Directeur, au Ministre de l'Intérieur, qui les
autorise presque toujours — on pourrait dire toujours, tant
les exceptions sont rares. L'hospitalisation accordée aux
Aveugles ne peut ni ne doit être exclusive des droits recon-
nus par la Loi civile à tous les citoyens.

Les Aveugles résidant aux Quinze-Vingts ne sont privés
d'aucune des joies familiales. Ils élèvent leurs enfants sous
la tutelle indispensable de la Direction. Ils peuvent, ainsi que
leur femme, travailler à leur profit. Les industries peu faciles
à exercer en chambre, telle la brosserie, le sont dans un
atelier commun créé par M. Pépiau, le précédent Directeur.
Cet atelier aurait besoin d'être agrandi.

Un jeu de boules pour les beaux jours, un jeu de billard
anglais pour tous les temps, sont à la disposition des pensionnaires à qui l'on fait, tous les matins, la lecture d'un journal

de leur choix et, tous les soirs, celle d'une œuvre littéraire quelconque.

Les cantines, épiceries et fruiteries, précédemment exploitées par des Aveugles ou leurs conjoints et installées dans des chambres obscures et humides du rez de chaussée du bâtiment central, ont été remplacées par une cantine unique, bâtie dans la Cour des Platanes sur l'ancien potager du Directeur, en plein air et en pleine lumière.

Les statuts de 1546 — à quelques modifications de détail près — restèrent la règle de la Maison jusqu'à la fin du xviiie siècle. Le Directoire en fit table rase et plaça les Quinze-Vingts sous l'autorité immédiate et unique du Ministère de l'Intérieur, abolissant ainsi les privilèges dont jouissaient les Aveugles, qui se virent assez durement traités et furent soumis à un sévère règlement de discipline. Il en alla de la sorte jusqu'en 1815. La Grande Aumônerie ayant repris la haute direction de la Maison, les rapports entre administrateurs et administrés s'humanisèrent un peu, mais ce fut seulement en 1833 que M. A. Thiers fit rédiger un règlement sur l'administration et le régime, aussi conforme que possible aux anciennes coutumes des Aveugles. Des règlements sur le service et la police intérieurs furent établis en 1846 et 1847 par M. Duchatel. Il y eut encore un règlement spécial pour la Clinique ophtalmologique en 1880. Mais tous ces règlements se virent modifiés suivant les besoins du moment par des décisions ministérielles, de telle sorte qu'il est malaisé de se faire une idée précise du règlement actuel et qu'une rédaction d'ensemble nouvelle est devenue nécessaire. M. le Ministre de l'Intérieur m'a chargé de lui présenter un projet de Règlement général pour l'Hospice et la Clinique. Je me suis acquitté de ce travail, soumis en ce moment à la Commission consultative, en m'efforçant de rendre aussi fraternelle que possible la tutelle exercée sur les pensionnaires par la Direction.

L'Administration des Quinze-Vingts, fut, depuis la fondation au temps de saint Louis jusqu'en 1830 (sauf de 1791 à 1815)

confiée aux Aumôniers et Grands Aumôniers du Roi qui
présidaient un Chapitre où, à côté des frères jurés, élus par
les Aveugles et n'ayant dans les délibérations que voix consultative, siégeaient des Gouverneurs-administrateurs nommés
par le Roi.

La liste des Grands Aumôniers serait trop longue à citer.
Je me contenterai de rappeler : Michel DE BRANCHE, Aumônier
du roi JEAN, qui fit rebâtir l'église des Quinze-Vingts ;
Jean BALUE, Aumônier de Louis XI ; Geoffroy DE POMPA-
DOUR, le premier qualifié du titre de Grand Aumônier, sous
CHARLES VIII ; François DE MOULINS, précepteur de FRAN-
çois Ier, qui réorganisa les Quinze-Vingts et dont les Statuts
firent autorité jusqu'à la Révolution ; Jacques AMYOT, le
traducteur de Plutarque et dont le registre du Chapitre
conserve la signature ; enfin plus près de nous la suite des
Grands Aumôniers grands seigneurs : Jacques DAVY DU
PERRON ; François DE LA ROCHEFOUCAULD ; Alphonse-Louis
DU PLESSIS DE RICHELIEU, Cardinal de Lyon, frère du Ministre
de Louis XIII ; les Cardinaux Antoine BARBERIN ; DE BOUILLON ;
DE COISLIN ; DE FORBIN DE JEANSON ; le cardinal Armand-
Gaston DE ROHAN ; Mgr de la ROCHE-AYMON ; le Prince Louis-
René-Édouard DE ROHAN et, de 1815 à 1830, Alexandre DE
TALLEYRAND-PÉRIGORD et DE CROÏ.

A la Révolution, en même temps que l'on supprimait la
Grande Aumônerie, on réorganisait l'Administration des
Quinze-Vingts. Le premier Directeur fut BOURET, ancien
député, un des vainqueurs de la Bastille ; il prit le titre d'Agent
général. Il fut remplacé en 1812 par M. SEIGNETTE. A la
Restauration sous l'autorité ressuscitée des Grands Aumô-
niers, dirigèrent : le Chevalier DE LA CROIX D'AZOLETTE (1824) ;
Hamel DE LA BARRE (1829) ; CHABAUD-LATOUR (1830). Après
la chute des Bourbons, M. Simon DURAND (1832) dirigea
d'abord sous la tutelle de M. COCHIN puis, avec l'aide d'un
Conseil d'Administration. Après se succédèrent : MM. MUSNIER
DE LALISIER (1840) ; SOUBERT (1848) qui ne fit que passer ;

Michelet (1848); Lelennier (1850); de la Chaumelle (1852); de Fonbrune (1869); Ory (1870); Derrien (1871); Pépiau (1878) à qui j'ai succédé en 1904.

Les Gouverneurs-administrateurs étaient choisis dans les premiers rangs de la Magistrature, de l'Université et de la Bourgeoisie.

Supprimés en même temps que la Grande Aumônerie ils furent rétablis sous le nom d'Administrateurs en 1800. Je relève parmi eux : l'abbé Sicard, l'éducateur des Sourds-Muets; le baron de Gérando, membre de l'Institut, l'abbé de Quélen, depuis Archevêque de Paris ; l'abbé Feutrier, qui fut Ministre des Cultes, à la Restauration ; Alexis de Noailles, Ministre d'État ; Jean-Marie de Lamennais, frère de l'auteur des *Paroles d'un Croyant* et fondateur de l'ordre de Saint-Joseph ; le duc de Rivière, capitaine des Gardes du Corps; le duc de Damas, Lieutenant-général des armées.

En 1830 on décida la création d'un Conseil d'Administration qui ne fonctionna effectivement qu'à partir du 31 décembre 1833. En firent partie : le comte Portalis, pair de France, premier Président de la Cour de Cassation ; Cochin fils, membre du Conseil Général du département de la Seine ; Briatte, Conseiller référendaire à la Cour des Comptes ; Bouvatier, Maire du VIIIe arrondissement ; Battelle, Chef de division à l'Administration Générale des Hospices de Paris. En 1836 Musnier de Pleignes, Conseiller référendaire à la Cour des Comptes, remplaça son collègue Briatte démissionnaire.

Au Conseil d'Administration succéda en 1841 une Commission consultative qui, d'après l'arrêté du 21 février, devait se composer de quatre membres. Un cinquième fut ajouté en 1901. Elle fut portée à onze le 31 janvier 1906.

La première Commission consultative se composait de:

1° M. Sylvain Gaubert, propriétaire (1841), qui fut remplacé successivement par le Vicomte PORTALIS, Maître des requêtes au Conseil d'État (1852), et par M. FÉRY D'ESCLANDS, Conseiller Maître à la Cour des Comptes, qui remplit ses fonctions depuis 1880 ;

2° M. GUILHEM, Maître des requêtes (1841), remplacé par M. de Charbonnière, colonel de la première légion de Gendarmerie (1852), de LAFAULOTTE, Conseiller à la Cour d'Appel (1863), Vincent LABORDE (1880) ; CHAMBAREAUD, Président de la Cour de Cassation (1904), DESPLAS (1905) ;

3° Charles TESTE, Conseiller référendaire à la Cour des Comptes, remplacé par Salel de CHASTANET, Conseiller référendaire à la Cour des Comptes (1858) ; DU SEUIL, Conseiller référendaire à la Cour des Comptes (1875), comte CLAUZEL, Conseiller Maître à la Cour des Comptes (1879) ;

4° BATTELLE, Chef de Division à l'Administration générale de l'Assistance Publique, remplacé par Lenoir d'ALCANTARA, Membre du Conseil Général de la Seine et de la Commission Départementale (1860), BÉRAL, Inspecteur général des Mines, Conseiller d'État, sénateur (1879), GOUJON, sénateur (1893).

En 1901 la Commission s'adjoignit un cinquième membre, M. CHAPUIS, avocat à la Cour de Paris, ancien Membre de la Commission des Hospices de Lyon.

L'arrêté du 26 mars 1903 nommait (postes créés) M. BARTHOU, ancien Ministre de l'Intérieur, député, et M. BONNET, Conseiller à la Cour d'Appel.

Enfin pour terminer je donne la composition de la Commission actuellement en fonctions, d'après les arrêtés des 31 janvier et 6 novembre 1906.

MM. CAILLAUX, *Député, Ministre des Finances, Président ;*

LABROUSSE, *Sénateur, Vice-Président ;*

BOMPARD, *ancien Député, Conseiller à la Préfecture de la Seine, Secrétaire ;*

MM. Dr BLATIN, *ancien Député, ancien Professeur à l'École de Médecine et ancien Maire de Clermont-Ferrand;*

BONNET, *Président de Chambre à la Cour d'Appel de Paris;*

CHAPUIS, *avocat à la Cour d'Appel de Paris;*

Le comte CLAUZEL, *Conseiller Maître à la Cour des Comptes;*

DESPLAS, *Conseiller municipal de Paris, Député, ancien Président du Conseil général de la Seine;*

Le duc FÉRY D'ESCLANDS, *Conseiller Maître à la Cour des Comptes;*

LEFEUVRE, *industriel, à Paris;*

MILLIÈS-LACROIX, *Sénateur, Ministre des Colonies;*

MORLOT, *Député* (mort en 1906, n'a pas été remplacé).

Le personnel administratif se composait en 1903 de : un Directeur, un Sous-Directeur, un Secrétaire de Direction, un Receveur, un Économe, un Commis d'Économat, un Commis de la Direction, deux Commis expéditionnaires, une Surveillante en chef, un Surveillant chef-écrivain, un Médecin en chef, un Architecte, un Vérificateur, un Aumônier.

Il a été ramené à un Directeur, un Receveur-Économe, un Secrétaire de la Direction, une Surveillante générale, un Commis d'Économat, deux Commis expéditionnaires, un Médecin en chef, un Pharmacien, un Architecte, un Ingénieur, un Vérificateur, un Aumônier.

CLINIQUE OPHTALMOLOGIQUE

Le beau projet imaginé en 1779 par le Cardinal de ROHAN, en vue de faire accepter sa spéculation malhonnête, comportait la création d'une Clinique gratuite où d'habiles oculistes donneraient leurs consultations et leurs soins, deux fois par semaine, et d'une infirmerie de 25 lits pour les malades indigents des provinces. Ces intentions excellentes ne furent pas réalisées. Il appartenait à M. A. Pépiau, alors Directeur des Quinze-Vingts, de donner en 1880, un corps aux rêves de l'Éminence. M. Pépiau obtint l'autorisation d'édifier sur des terrains de la rue Moreau, appartenant à l'Hospice National, une Clinique possédant 25 lits. Les bâtiments primitifs devinrent bientôt insuffisants; ils durent suffire néanmoins et, pendant plus de 20 ans, les malades, dont le nombre dépassait presque chaque jour 200, s'entassèrent dans une salle d'attente sans air, sans lumière et bonne, au plus, pour une cinquantaine de personnes. Le chef de service était le Docteur Fieuzal, médecin des Quinze-Vingts depuis 1870. Il publia deux journaux *La Clinique des Quinze-Vingts* et *La Clinique Ophtalmologique des Quinze-Vingts* dont la réapparition serait désirable. Le Docteur Fieuzal mourut en 1888.

La Clinique comprenait les salles de consultation, de pansement, d'opérations, etc., nécessaires à un seul médecin et quand, par suite de l'affluence des consultants, il fallut adjoindre au Docteur Fieuzal des collaborateurs, il en résulta beaucoup de gêne pour tout le monde. On fit face cependant à toutes les nécessités jusqu'en 1904. A cette date, je mis deux salles nouvelles à la disposition des quatre Docteurs qui avaient successivement aidé, puis remplacé le Docteur Fieuzal. Ces quatre Docteurs sont, par ordre d'ancienneté : MM. Trousseau, Chevalereau, Valude et Kalt. Chacun d'eux a trois aides de Clinique qui assurent, par roulement, la visite quotidienne des malades, en dehors des heures de consultation.

En même temps que la Clinique, on réorganisait le Laboratoire. Ce Laboratoire, agrandi et pourvu des appareils nécessaires, a été confié au Docteur Chaillous, nommé au concours par le Ministre de l'Intérieur. C'est là que sont examinés les produits pathologiques, recueillis à la consultation de la Clinique et pratiquées les recherches expérimentales.

Aujourd'hui, grâce au précieux appui donné à la Direction par la Commission consultative, la Clinique Nationale des Quinze-Vingts est digne de sa mission. Tous les services en sont considérablement agrandis et, chaque jour, deux Docteurs y donnent leurs consultations dans des cabinets où le malade peut être examiné, interrogé isolément, ce qu'il était auparavant impossible de faire. Les salles d'attente sont vastes, aérées, éclairées à souhait. Il a été tenu compte des plus récents progrès pour le renouvellement du mobilier et de l'outillage scientifiques. L'électricité distribue partout force et lumière. Il eut été difficile de tirer un meilleur parti de l'espace et des ressources dont on disposait.

En 1893, M. A. Péphau, Directeur des Quinze-Vingts et de la Société d'Assistance pour les Aveugles, obtint de l'État sur les fonds du Pari Mutuel, les 200.000 francs nécessaires à la construction d'un Pavillon d'isolement pour le traitement des maladies oculaires contagieuses et infectieuses, que, jusqu'alors, on n'avait pu soigner efficacement.

Cette heureuse création rendit et rend encore les plus éminents services. Mais, comme la Clinique proprement dite, le Pavillon d'isolement est devenu, lui aussi, trop exigu. Il va falloir le doubler pour le moins.

Déjà des cours sablées, bien exposées, plantées d'arbres, bordées de fleurs, avec water-closets et abris contre la pluie ou le soleil, ont été mises à la disposition des malades des deux sexes, lesquels, auparavant, passaient tout le temps de leur traitement, dans les dortoirs. Ces cours séparées, l'une pour les hommes, l'autre pour les femmes, ont été prises sur l'ancien potager du Directeur.

Dans les cas d'ophtalmie purulente de l'enfance, la Clinique des Quinze-Vingts accueille, avec le petit malade, sa mère ou sa nourrice, ce que beaucoup d'hôpitaux municipaux ne sont pas à même de faire.

La subvention de l'État de 35.000 francs et celle de la Ville, de 2.500 francs furent portées par l'État à 75.000 francs et à 25.000 francs par la Ville et le département de la Seine. La Ville, pour des motifs, à notre sens injustifiés, a cru devoir réduire et même, à certain moment, supprimer sa quote-part ; mais elle l'a déjà rétablie en grande partie et ne tardera pas à la compléter. Cette contribution n'est certes pas exagérée ; les malades parisiens et du Département sont à eux seuls, aussi nombreux que les malades du reste de la France.

La subvention de l'État est actuellement de 95.000 francs et le Budget de la Clinique ophtalmologique, distinct de celui de l'Hospice national, se solde en déficit constant. Ce déficit s'accroîtra à n'en pas douter, quand seront terminés les travaux d'agrandissement en cours et ceux projetés. Il sera couvert, si les subventions ne sont pas augmentées, par les disponibilités des Quinze-Vingts, comme cela s'est toujours pratiqué.

La Clinique ophtalmologique donne chaque jour plus de 200 consultations gratuites et le nombre des malades hospitalisés, de 349, représentant 5.424 journées de présence, au début, est, présentement, d'environ 2.000, représentant 30.000 journées.

Qu'ajouterait-on à l'éloquence de ces chiffres ?

Février 1909.

LE DIRECTEUR DES QUINZE-VINGTS,

ERNEST VAUGHAN.